BEI GRIN MACHT SICH IHR WISSEN BEZAHLT

AF144761

- Wir veröffentlichen Ihre Hausarbeit, Bachelor- und Masterarbeit

- Ihr eigenes eBook und Buch - weltweit in allen wichtigen Shops

- Verdienen Sie an jedem Verkauf

Jetzt bei www.GRIN.com hochladen und kostenlos publizieren

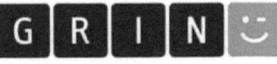

Bibliografische Information der Deutschen Nationalbibliothek:

Die Deutsche Bibliothek verzeichnet diese Publikation in der Deutschen National-
bibliografie; detaillierte bibliografische Daten sind im Internet über http://dnb.d-
nb.de/ abrufbar.

Impressum:

Copyright © 2014 GRIN Verlag, Open Publishing GmbH
Druck und Bindung: Books on Demand GmbH, Norderstedt Germany
ISBN: 9783668292420

Dieses Buch bei GRIN:

http://www.grin.com/de/e-book/339490/qualitaetsmanagement-in-krankenhaeusern-
in-zeiten-von-zunehmendem-wettbewerbsdruck

Marina Rüttger

Qualitätsmanagement in Krankenhäusern in Zeiten von zunehmendem Wettbewerbsdruck. Vor- und Nachteile ausgewählter Qualitätsmanagementsysteme

GRIN Verlag

FOM Hochschule für Oekonomie & Management Essen

Standort Köln

Berufsbegleitender Studiengang zum

Bachelor of Arts (B.A.) – Gesundheits- und Sozialmanagement

4. Semester

Seminararbeit im Modul Public Health

Qualitätsmanagementsysteme für Krankenhäuser

Autor: Marina Rüttger

Abgabedatum: 08.07.2014

Inhaltsverzeichnis

Abbildungsverzeichnis

Abkürzungsverzeichnis

o.S.   ohne Seite

o.V.   ohne Verfasser

QM-System   Qualitätsmanagementsystem

1 Einleitung

1.1 Problemstellung

Qualitätsmanagement in Krankenhäusern wird in Zeiten von zunehmendem Wettbewerbsdruck und aufgrund gesetzlicher Rahmenbedingungen immer wichtiger[4]. Entsprechend der Strukturveränderungen im Bereich des Gesundheitswesens wird der Wettbewerb weniger über Preise, vielmehr über die Qualität der Leistungen ausgetragen. Demzufolge ist die Qualität, medizinischen wie auch pflegerischen Handelns nicht mehr als selbstverständlich anzusehen und wird sich in Zukunft immer wieder beweisen müssen. Zum einen um die Befugnis der Tätigkeit erhalten zu können, zum anderen um sich fortlaufend wissenschaftlichen Erkenntnissen anzupassen[2]. Die Ansprüche und Erwartungen der Patienten, Mitarbeiter, und Kunden werden zudem höher.

Einen Beitrag hierzu können der Aufbau von Qualitätsmanagementsystemen leisten[1]. Somit stellt die Entscheidung, das richtige Qualitätsmanagementsystem zu wählen eine große Herausforderung dar. Anspruchsvoll gestaltet sich, das strategisch richtige System zu wählen, welches am besten zu den Zielen, der Struktur und zu den Ressourcen eines Krankenhauses passt[3]. Dabei ist es sinnvoll sich an den Qualitätsmanagementsystemen für Krankenhäuser zu orientieren, die sich bereits als positiv auf dem Markt des Gesundheitswesens bewiesen haben.

1.2 Zielsetzung und Aufbau der Arbeit

Diese Arbeit verfolgt das Ziel, dem Leser die Relevanz des Themas sowie die bekanntesten Qualitätsmanagementsysteme für Krankenhäuser aufzuzeigen.

Auf folgende Fragen wird in der Seminararbeit eingegangen, wie, welche Qualitätsmanagementsysteme es für Krankenhäuser gibt, wie sich die Verteilung auf dem Markt gestaltet, was die jeweiligen Vor- und Nachteile der QM-Systeme sind und welches QM-System sich am besten für welches Krankenhaus eignet.

---

[1] Vgl. o.V. (2013), o.S.
[2] Vgl. Schneider,T., Zieres, G. (2013), S. 9
[1] Vgl. o.V. (2013), o.S.
[3] Vgl. Jomec (2011), o.S.

Zur Schaffung eines gemeinsamen Verständnisses wird in Kapitel 2 der Begriff der Qualität mitsamt seiner Besonderheiten vorgestellt. Die Begriffserklärung des Qualitätsmanagements und Qualitätsmanagementsystems runden das Kapitel ab.

In Kapitel 3 werden die drei bekanntesten Qualitätsmanagementsysteme für Krankenhäuser beschreiben, wie Vor- und Nachteile dieser aufgezeigt. Kapitel 4 zeigt den Vergleich der verschiedenen Qualitätsmanagementsysteme. Die Essenz der dargestellten Sachverhalte wird abschließend in Form eines Fazits wiedergegeben.

2 Begriffserklärung und Grundlagen

2.1 Definition Qualität

Was bedeutet eigentlich Qualität? Der Begriff Qualität ist komplex und schwer fassbar. Qualität heißt zunächst einmal nur Beschaffenheit. In einer international erkannten Begriffsdefinition wurde Qualität folgendermaßen definiert:

„Qualität ist die Gesamtheit von Merkmalen bezüglich ihrer Eignung, festgelegte und vorausgesetzte Erfordernisse zu erfüllen (NORM DIN EN ISO 8402)"[4].

Die Qualität eines Produktes oder einer Dienstleistung kann nur schlecht allgemeingültig bestimmt werden. Die Bewertung der Qualität misst sich an dem Nutzen der Kunden, an seiner subjektiven Bewertung und anhand von objektiven Merkmalen. Somit kann man unter Qualität die Eigenschaft eines Produktes oder Dienstleistung, die Gebrauchstauglichkeit für den Verwender oder die Einhaltung von Anforderungen in einer Produktion verstehen[5]. Ein gutes Qualitätsmanagementsystem enthält Strukturen, mit einer zunehmenden Ausrichtung, sich an Anforderungen zu orientieren, die zu einem dauerhaften Kundennutzen führen.

---

[4] Piechotta, B. (2008), S. 6 f.
[5] Vgl. Wächter, H. (2004), S. 1222

2.2 Begriff des Qualitätsmanagements und Qualitätsmanagementsystems

Qualitätsmanagement bedeutet eine Organisation hinsichtlich der Qualität ihrer Dienstleistungen und Produkte zu führen und zu steuern[4]. Auch die Sicherung und Messung von Qualität sind Aufgaben des Qualitätsmanagements[6].

Seit dem Jahre 2002 ist Qualitätsmanagement für Krankenhäuser gesetzlich vorgeschrieben. Gemäß dem Sozialgesetzbuch V §135 a sind Einrichtungen im Gesundheitswesen verpflichtet ein internes Qualitätsmanagement einzuführen und aufrechtzuerhalten. Falls sie dieses Ziel nicht verfolgen sind nach dem Sozialgesetzbuch V §137 Vergütungsabschläge vorgesehen[7].

Qualitätsmanagementsysteme dienen dazu Qualität in Unternehmen zu prüfen, zu verbessern und weiterzuentwickeln. Das Ziel ist es dabei eine dauerhafte Verbesserung der Produkte und Dienstleistungen eines Unternehmens zu erreichen und gleichzeitig Mitarbeiter- und Kundenzufriedenheit zu schaffen. Die einmal definierte Qualität verändert sich im Laufe der Zeit aus verschiedenen Gründen, sodass sich das Qualitätsmanagementsystem dementsprechend ständig mitentwickeln muss[4]. Nach Bewertung der erfassten Bedürfnisse werden Abläufe eines Unternehmens neu organisiert, falls es einer Notwendigkeit bedarf. Das Qualitätsmanagementsystem hat den Vorteil Stärken und Schwächen des Unternehmens zu erkennen. Durch die Einführung kann beispielsweise die Transparenz betrieblicher Abläufe erhöht werden, eine höhere Kundenzufriedenheit geschaffen werden oder die Fehlerquote gesenkt und somit Kosten verringert werden[8].

Die Einführung eines Qualitätsmanagementsystems bedeutet den Einstieg in einen sich wiederholenden Zyklus der Planung, Umsetzung, Ergebnismessung und weiterer Planungen. Der PDCA-Zyklus nach Deming ist eine Grundlage von Qualitätsmanagementsystemen. Die Abkürzung PDCA steht für „plan-do-check-act". Er dient als Grundlage des kontinuierlichen Verbesserungsprozesses und wurde zur Verbesserung von Prozessen erfunden[9].

---

[4] Vgl. Piechotta, B. (2008), S. 6 f.
[6] Vgl. Thielscher, C., (2012), S. 358
[7] Vgl. Bundesministerium für Justiz und Verbraucherschutz (2014), o.S.
[4] Vgl. Piechotta, B. (2008), S. 8 f.
[8] Vgl. TÜV Süd (2014), o.S.
[9] Vgl. Weigert, J. (2004), S. 68 ff.

Der PDCA- Zyklus beschreibt 4 Schritte. Zunächst erfolgt die Planung (Plan), dann wird die geplante Veränderung umgesetzt (Do), wobei dann die Überprüfung der Wirksamkeit (Check), eine Konsequenz (Act) hervorruft. Eine dauerhafte Verbesserung des Qualitätsmanagementsystems und der damit verbundenen Prozesse und Produkte ist Ziel des PDCA-Zyklus[4].

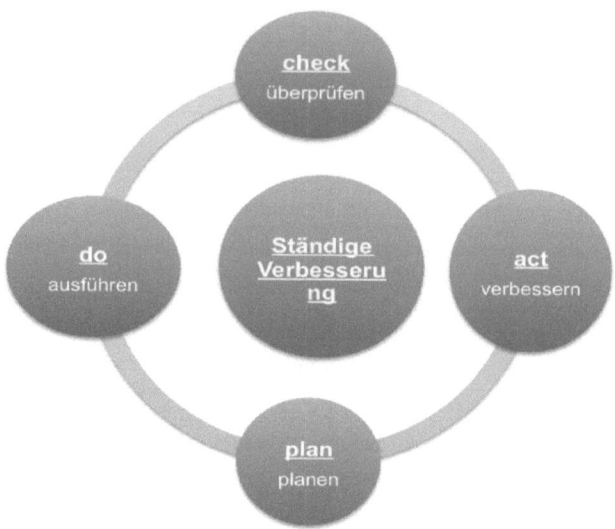

Abbildung 1: PDCA-Zyklus (Quelle: in Anlehnung an Weigert, J. (2004), S. 70)

Im folgenden Kapitel werden die 3 bekanntesten Qualitätsmanagementsysteme dargestellt und sowie Vor- und Nachteile dieser aufgezeigt.

3 Qualitätsmanagementsysteme

3.1 DIN EN ISO 9001:2008

Es gibt verschiedene Qualitätsmanagementsysteme, an denen sich ein Krankenhaus orientieren kann. Unterscheiden können sich Qualitätsmanagementsysteme hinsichtlich mehrfacher Kriterien wie z.B. der Eignung, des Fragenkataloges, der Struktur, der Kosten.

---

[4] Vgl. Piechotta,B. (2008), S. 8 f.

Die am häufigsten verwendeten Qualitätsmanagementsysteme in Krankenhäusern sind die DIN EN ISO 9001:2008, das Verfahren nach KTQ und das Verfahren nach EFQM.

Die DIN EN ISO 9001:2008 ist das weltweit bekannteste und am weitesten verbreitende Managementsystem[10]. Eine Zertifizierung nach der ISO 9001:2008 ist branchenübergreifend und für beliebige Unternehmen möglich[3].

Derzeit existieren 3 ISO-Normen, die sich mit dem Qualitätsmanagement beschäftigen: Die DIN EN ISO 9000:2005 (Grundlagen und Begriffe eines Qualitätsmanagements), die DIN EN ISO 9001:2008 (Anforderung und Umsetzung eines Qualitätsmanagementsystems) und die DIN EN ISO 9004:2009 (Effizienz des Qualitätsmanagementsystems)[6].

Im Weiteren wird die DIN EN ISO 9001:2008 näher erklärt. Die DIN EN ISO 9001 beschreibt einen Leitfaden zur Erstellung eines Qualitätsmanagementsystems. Dieser erläutert die grundlegenden Maßnahmen zur Planung, Überprüfung und Verbesserung der Qualität, die in der jeweils angemessenen Form in Unternehmen umgesetzt werden müssen[4]. Die Anforderungen der ISO 9001:2008 lassen sich in 5 Kapitel unterteilen: 1. Qualitätsmanagementsystem, 2. Verantwortung der Leitung, 3. Management von Ressourcen, 4. Produktrealisierung, 5. Messung, Analyse und Verbesserung[6].

Die ISO 9001:2008 gibt nur ein grobes Gerüst der Systematik vor, so dass die Begriffe für ein Krankenhaus übersetzt bzw. übertragen werden müssen. Die DIN ISO hat ihre Wurzeln in der Industrie und wird deshalb von vielen Praktikern beim ersten Kontakt als unpassend empfunden. Deshalb stellt es eine große Herausforderung für die Mitarbeiter eines Unternehmen dar die DIN EN ISO zu interpretieren, anzupassen und einzusetzen. Durch Qualitätsmanagement–Anbieter bietet sich allerdings die Möglichkeit, Begriffe und Kapitel der ISO 9001 entsprechend der jeweiligen Branche übersetzen und anzupassen zu lassen. Bei der ISO-Zertifizierung kommt es drauf an, dass alle Punkte der ISO-Struktur umgesetzt und erfüllt werden[3].

---

[10] Vgl. Schmidt, S. (2005), S. 39
[3]   Vgl. Jomec (2011), o.S.
[6]   Vgl. Tielscher, C. (2012), S. 364
[4]   Vgl. Piechotta, B. (2008), S. 17
[6]   Vgl. Thielscher, C. (2012), S. 364
[3]   Vgl. Jomec (2011), o.S.

Es gibt viele Argumente, die für die DIN EN ISO 9001:2008 sprechen. Beispielsweise wird die Dokumentation eines Qualitätsmanagementsystems enorm erleichtert, wenn sich ein Krankenhaus an eine Norm wie der DIN EN ISO 9001:2008 orientieren kann.

Die Gliederung der ISO-Norm eignet sich gut zur Orientierung für die Erstellung des Inhaltes der Dokumentation des Qualitätsmanagementsystems[10]. Zudem zeigt die weite Verbreitung von DIN EN ISO 9001:2008 deutlich, dass Qualitätsmanagement ein bewährtes Instrument zur Verbesserung der eigenen Unternehmensleistung ist.

Somit besitzt das Zertifikat nach ISO 9001:2008 auch einen gewissen Bekanntheitsgrad, was Vertrauen, beispielsweise beim Patienten erweckt. Noch dazu ist die DIN EN ISO mit anderen Qualitätsmanagementsystemen sehr kompatibel. Somit kann das System jederzeit auch an andere Qualitätsmanagementsysteme angepasst werden[3].

3.2 EFQM

Die European Foundation for Quality Management (EFQM) ist ein Qualitätsmanagementverfahren und wurde 1988 von vierzehn führenden europäischen Unternehmen gegründet. Heutzutage bestehen bereits aus über 800 Organisationen Mitglieder[9]. Das EFQM Verfahren bietet Unternehmen die Möglichkeiten sich zu einer exzellenten Organisation zu entwickeln und ist als "Goldstandard" des Qualitätsmanagements bekannt[11]. Bei der Gründung des Modells geht es um die Schaffung eines Standards, der über die „normale" Qualität weit hinaus gehen soll. Ziel der EFQM ist es Organisationen bei der Verbesserung ihrer Leistung zu helfen.

Beim EFQM Modell handelt es sich um eine umfassende, systematische und regelmäßige Überprüfung der Tätigkeiten und Ergebnisse einer Organisation[9].

Die Stärken und Verbesserungspotentiale sollen deutlich sichtbar gemacht werden. Um dem EFQM-Modell zu entsprechen, ist es notwendig, dass Unternehmen oder Organisa-

[10] Vgl. Schmidt, S. (2005), S. 39 f.
[3] Vgl. Jomec (2011), o.S.
[9] Vgl. Weigert, J. (2004), S. 247 f.
[11] Vgl. ZEQ (2012), o.S.
[9] Vgl. Weigert, J. (2004), S. 248

tionen zu 9 Kriterien Stellung nehmen[9]. Dieses kann der Abbildung 2 entnommen werden.

Die ersten 5 Kriterien beschreiben Voraussetzungen für Qualität, die eine Einrichtung realisieren muss: Führung, Mitarbeiter, Politik und Strategie, Partnerschaften und Ressourcen und Prozesse. Die weiteren 4 Kriterien sind Ergebnis-Kategorien: Gesellschaftsbezogene Ergebnisse, Kundenbezogene Ergebnisse, Schlüsselergebnisse, Mitarbeiterergebnisse[6].

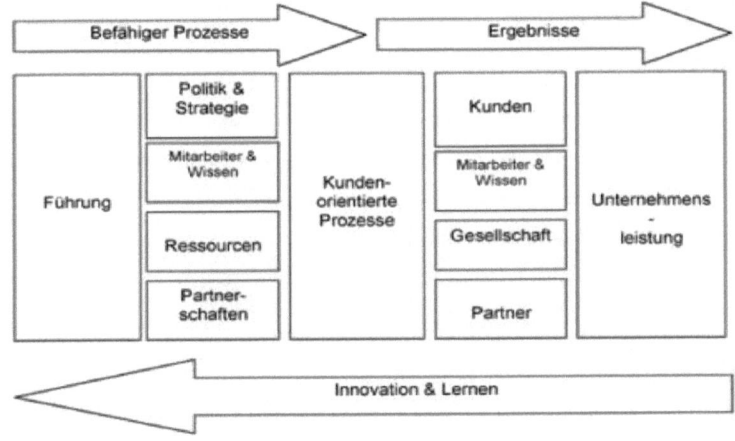

Abbildung 2: EFQM-Modell (Quelle: in Anlehnung an Piechotta,B. (2008), S.18)

Positiv ist festzuhalten, dass das EFQM-Modell ein relativ geschlossenes Qualitätsmanagementsystem darstellt, welches sowohl die internen Strukturen und Abläufe eines Unternehmens in den Blick nimmt, als auch das gesellschaftliche und ökonomische Umfeld betrachtet. Kundenzufriedenheit steht hier im Vordergrund[12].

---

[9] Vgl. Weigert, J. (2004), S. 249
[6] Vgl. Thielscher,C. (2012), S. 364 f.
[12] Vgl. Hämmerle, P., Estelmann, A., Schwandt, M. (2007), S. 60

Auch die Selbstbewertung bringt positive Effekte mit sich. Sie erbringt eine motivationsfördernde Wirkung aller Beteiligten. Negativ anzumerken ist, dass das EFQM-Modell ein sehr komplexes System ist, welches nur schwer für Krankenhäuser umzusetzen ist. Es stellt sehr hohe Anforderungen. Das Verfahren nach EFQM wurde vor allem für die produzierende Industrie entwickelt und besitzt keine branchenspezifische Kriterien, sondern ausschließlich abstrakte Prinzipien, die jedes Unternehmen erfüllen muss[4].

Somit fällt eine Umsetzung in den Krankenhäusern schwer und bietet sich nur für Krankenhäuser an, die viele Erfahrungen im Qualitätsmanagement haben und sich deutlich von anderen abheben möchten.

3.3 KTQ

KTQ bildet die Abkürzung für Kooperation für Transparenz und Qualität im Gesundheitswesen. Die KTQ wurde 1996 zunächst für Kliniken entwickelt[6]. Heute richtet sich die KTQ an Krankenhäuser, Rehabilitationseinrichtungen, Arztpraxen, Medizinische Versorgungszentren, Pflegeeinrichtungen, Hospize und Rettungsdienste[13]. Zu den Mitgliedern gehören u.a. die Bundesärztekammer, die Spitzenverbände der Krankenversicherung und der Deutsche Pflegerat[10].

Das Ziel der Zertifizierung nach KTQ ist die Optimierung von Prozessen innerhalb der Patientenversorgung. Gleichzeitig soll eine Transparenz im Gesundheitswesen geschaffen werden. KTQ verbindet Elemente von DIN EN ISO 9001:2008 und dem EFQM-Modell. Eine Selbstbewertung steht hier im Vordergrund. Die Basis der Selbstbewertung gibt hier der KTQ- Katalog vor. Die Kriterien werden im Rahmen der Zertifizierung von Einrichtungen des Gesundheitswesens abgefragt um Aussagen über die Qualität der Prozessabläufe in der Versorgung treffen zu können[13].

[4] Vgl. Piechotta,B. (2008), S. 18 f.
[6] Vgl. Thielscher,C. (2012), S. 364
[13] Vgl. KTQ (2013), o.S.
[10] Vgl. Schmidt, S. (2005), S. 46
[13] Vgl. KTQ (2013), o.S.

Die Kategorien der KTQ sind Mitarbeiterorientierung, Patientenorientierung, Kommunikation- und Informationswesen, Sicherheit, Führung und Qualitätsmangement[4].

Diese Kategorien unterteilen sich wiederum in weitere Kategorien, zu denen Fragen formuliert werden. Diese Fragen richten sich nach dem bereits schon vorgestellten PDCA-Zyklus aus Kapitel 2.

Das KTQ- Verfahren bietet den großen Vorteil, dass es speziell für das Gesundheitswesen entwickelt wurde. Es geht in besonderem Ausmaße auf die Anforderungen in einem Krankenhaus ein. So orientiert es sich besonders an den Mitarbeitern und Patienten. KTQ hat ein Verfahren entwickelt was besonders den Patienten in den Mittelpunkt stellt.

Das bedeutet, dass nach einem Verfahren nach KTQ alle Schritte von der Aufnahme eines Patienten bis zur Entlassung und der Weiterbetreuung bewertet werden. Folglich handelt es sich bei dem KTQ-Modell um eine relativ einfache und zeitsparende Methode zur Einführung eines Qualitätsmanagementsystems aufgrund der verständlichen Sprache und überschaubaren Abarbeitung von Punkten. Von Nachteil ist jedoch die Erhaltung von aufwendigen Dokumentationspflichten (Selbstbewertungsberichte)[13]. Diese bieten anderseits eine gute Möglichkeit viele Mitarbeiter berufsgruppenübergreifend in die Darstellung des Qualitätsmanagementsystems einzubinden. Ein weiterer Nachteil ist der Bekanntheitsgrad von KTQ. Für die Gewinnung internationaler Patienten wäre die Zertifizierung nach einem branchenübergreifenden Verfahren erforderlich[11].

4   Vergleich

Jedes der bereits genannten Qualitätsmanagementsysteme in Kapitel 3 hat seine Vor- und Nachteile in der Anwendung. So ist z.B. das KTQ- Modell am besten auf die Anforderungen eines Krankenhauses zugeschnitten und somit leichter umsetzbar[13].

---

[4] Vgl. Piechotta, B. (2008), S. 46
[13] Vgl. KTQ (2013), o.S.
[11] Vgl. ZEQ (2012), o.S.
[13] Vgl. KTQ (2013), o.S.

Die DIN EN ISO 9001:2008 und das EFQM-Modell sind ohne externe jegliche Begleitung nur schwer umsetzbar für Krankenhäuser da sie nicht branchenspezifisch sind[14].

Allerdings gestaltet sich bei KTQ der formale Aufwand mit Erstellung des Selbstwertberichtes und des KTQ-Qualitätsberichts als relativ hoch. Die DIN EN ISO 9001:2008 kennt das Instrument des Selbstbewertungsberichts nicht, sondern legt Wert auf den Aufbau und Inhalts des QM–Handbuchs[11].

Vorteil der DIN EN ISO 9001:2008 ist, dass es die Zertifizierungen einzelner Bereiche bzw. einzelner Fachbereiche erlaubt, was hingegen das Verfahren nach KTQ nicht zulässt. Das Modell nach EFQM bietet keine Möglichkeit der Zertifizierung, es bietet jedoch die Teilnahmemöglichkeit an Wettbewerben[15]. Für herausragende Leistungen in der Anwendung dieses Modells vergibt die EFQM jährlich den Europäischen Qualitätspreis (EQA), in Deutschland z.B. den Ludwig-Erhard-Preis[6].

Die DIN EN ISO 9001:2008 erfordert jährliche Überwachungsaudits. Zusätzlich werden alle 3 Jahre betriebliche Abläufe durch externe Auditoren geprüft. Dies erfordert viel Motivation und Zeit der Mitarbeiter. KTQ hingegen erfordert keine jährlichen Überwachungsaudits, die Zertifizierung erfolgt alle 3 Jahre. Das Risiko liegt hier jedoch beim Verzug bzw. bei der Umsetzung und Verschleppung der Maßnahmen. Auch der Qualitätsbeauftragte ist nur bedingt entlastet, denn die Festlegung der Maßnahmen und Überwachung bleibt über den gesamten Zeitraum überwiegend in seiner alleinigen Zuständigkeit[3]. Die Bewertung bei EFQM erfolgt per Selbstbewertung. Durch Assessoren, die im Ermessen der Organisation bestimmt werden, können auch Fremdbewertungen durchgeführt werden[16]. Für Krankenhäuser die eine internationale Patientenakquise anstreben ist die Zertifizierung nach der DIN EN ISO 9001 sehr gut geeignet. Denn im Vergleich zu den Verfahren nach EFQM und KTQ ist die DIN EN ISO 9001:2008 international in über 60 Ländern der Erde bekannt. KTQ wird überwiegend im deutschsprachigen Raum genutzt und hat dadurch einen geringeren Bekanntheitsgrad.

[14] Vgl. Bornewasser, M., Kriegemann, B.,Zülch, J. (2014), S. 97
[11] Vgl. ZEQ (2012), o.S.
[15] Vgl. Ertl-Wagner, B., Steinbrucker, S., Wagner, B. (2009), S. 66 f.
[6] Vgl. Thielscher, C., (2012), S. 363
[3] Vgl. Jomec (2011), o.S.
[16] Vgl. Rapp, M. (2008), S. 8 ff

EFQM wird europaweit eingesetzt[15]. Ein Krankenhaus, dass noch keine Erfahrungen mit Qualitätsmanagementsystemen gesammelt hat, eignet sich die ISO 9001:2008 sehr gut als Einsteigermodell. Das EFQM-Modell eignet sich hingegen gut für fortgeschrittene Einrichtungen mit hohem Abstraktionsniveau[3].

Welches Qualitätsmanagementsystem sich für welches Krankenhaus am besten eignet muss individuell auf die Gegebenheiten abgestimmt werden. Faktoren, die diese Entscheidung beeinflussen sind z.B. die verfügbaren Ressourcen, Internationalität der Ausrichtung und die Art und Größe des Krankenhauses. Zudem sollte berücksichtigt werden ob das gesamte Krankenhaus oder lediglich Teilbereiche die Einführung eines Qualitätsmanagementsystems anstrebt.

Die aktuelle Verteilung der Qualitätsmanagementsysteme für Krankenhäuser, Stand 2007, zeigt, dass die DIN EN ISO 9001 wie auch das Verfahren nach KTQ den Markt dominieren. EFQM nimmt einen kleinen Teil des Markts ein und zeigt somit eine geringe Verbreitung und Verwendung des Verfahrens in Krankenhäusern. Dies ist der Abbildung 3 zu entnehmen[15].

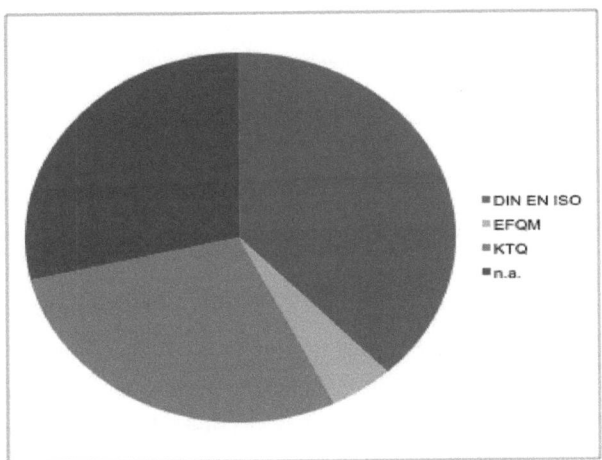

Abbildung 3: Verbreitung der QM-Systeme in Deutschland, Stand 2007 (Quelle: in Anlehnung an Ertl-Wagner, B., Steinbrucker. S., Wagner.B. (2009), S.65)

[15] Vgl. Ertl-Wagner, B., Steinbrucker, S., Wagner, B. (2009), S. 68
[3] Vgl. Jomec (2011), o.S.
[15] Vgl. Ertl-Wagner, B., Steinbrucker, S., Wagner, B. (2009), S. 68

5   Fazit

Zusammenfassend lässt sich festhalten, dass Qualitätsmanagementsysteme für Krankenhäuser aufgrund des steigenden Wettbewerbdrucks im Gesundheitswesen in Zukunft
von immer größerer Bedeutung sind. Umso wichtiger ist es ein Qualitätsmanagementsystem möglichst früh einzuführen um Qualität immer wieder neu zu optimieren und
wettbewerbsfähig zu sein.

In dieser Arbeit wurden die bekanntesten Qualitätsmanagementsysteme für Krankenhäuser vorgestellt, Vor- und Nachteile dieser aufgezeigt sowie die Verbreitung auf dem
Markt dieser dargestellt. Der Vergleich hat gezeigt, dass sich die DIN EN ISO 9001 und
das Verfahren nach KTQ aufgrund verschiedener Aspekte am besten für Krankenhäuser
eignen. Das Verfahren nach EFQM nimmt einen vergleichsweise geringen Anteil des
Marktes in Anspruch. Es zeigt sich, dass es für die Entscheidungsfindung, das richtige
Qualitätsmanagementsystem zu wählen, die Betrachtung verschiedener Aspekte bedarf.
Das Verfahren nach EFQM eignet sich aufgrund des fehlenden Bezuges zum Gesundheitswesen schlecht und bietet sich gut für fortgeschrittene Krankenhäuser mit hohem
Abstraktionsniveau. Die Möglichkeit einer Zertifizierung ist zudem ausgeschlossen.
Das Modell der ISO DIN EN 9001 eignet sich gut als Einsteigermodell. Es erlaubt zu-
dem die Zertifizierung einzelner Abteilungen und ist international verbreitet. Das Verfahren nach KTQ wurde ursprünglich für Krankenhäuser entwickelt und ist somit branchenspezifisch. Es eignet sich somit auch gut da es in besonderem Ausmaße auf die
Anforderungen in einem Krankenhaus eingeht.

Von großer Bedeutung ist, dass die Entscheidung für ein bestimmtes QM System immer
auf die Gegebenheiten der eigenen Einrichtung zugeschnitten werden sollte. Wichtige
Faktoren für die Entscheidungsfindung sind die Größe und Art des Krankenhauses, die
Internationaliät der Ausrichtung und die Ressourcen, die verfügbar sind. Für den Aufbau eines funktionierenden Qualitätsmanagementsystems ist ebenso die konsequente
Umsetzung von großer Voraussetzung für Krankenhäuser. Unnötige Kosten, Aufwand
und Demotivation der Mitarbeiter können sonst schnell Folge sein. Das QM-System
sollte in die Philosophie eines Krankenhauses integriert werden. Qualität ist kein Zufall,
sondern das Ziel einer Abteilung, das sowohl von der Tradition als auch von der Kreati-
vität und dem Innovationsgeist der Mitarbeiter getragen wird. Es bedarf somit einer
täglichen bewussten Zuwendung und Reflexion. Durch den demographischen Wandel

werden Qualitätsmanagementsysteme in Zukunft immer gefragt bleiben und die Konkurrenzsituation sich verschärfen. Eine Garantie in Zukunft die richtigen Entscheidungen zu treffen ist mit einem Qualitätsmanagementsystem nicht gesichert, allerdings wird es leichter aus den Fehler zu lernen und sich somit stetig zu verbessern.

Literaturverzeichnis

Bornewasser, M., Kriegesmann, B. , Zülch, J. (2014): Dienstleistungen im Gesundheits-
sektor - Produktivität, Arbeit, Management, Wiesbaden, 2014, S.97.

Ertl-Wagner, B. , Steinbrucker, S. ,Wagner, B. (2009): Qualitätsmanagement und Zerti-
fizierung- Praktische Umsetzung in Krankenhäusern, Reha-Kliniken und stationären
Pflegeeinrichtungen, Heidelberg, 2009, S. 65-69.

Hämmerle, P., Estelmann, A., Schwandt, M.(2007): Moderne Verfahren in der Quali-
tätsberichterstattung im Krankenhaus, Erlangen, 2007.

Metz-Schimmerl, S., W. Schima, C.J. Herold (2002): Zerfizierung nach ISO 9001-
Zeitverschwendung oder Notwendigkeit?, in: Der Radiologe, Stuttgart, 2002, S. 380-
386.

Piechotta, B. (2008): PsyQM - Qualitätsmanagement für psychotherapeutische Praxen,
Düsseldorf, 2008, S. 65-69.

Rapp, M. (2008): Qualitätsmanagement in der sozialen Arbeit: Eine Entscheidungshilfe,
München, 2008, S. 8-12.

Schmidt, S. (2005): Das QM-Handbuch - Qualitätsmanagement für die ambulante Pflege, Heidelberg, 2005, S. 29-47.

Schneider, T., G. Zieres, J. Möller (2003): Qualitätsmanagementsysteme als Führungs-
instrument für Unternehmen des Gesundheitswesens, Grundlagen- Anwendung-
Optimierung, Wiesbaden, 2003, S. 9-12.

Schönherr, U., Händel, A., Naumann,G. (2001): Qualitätsmanagement nach DIN EN
ISO 9001 an einer Universitätsaugenklinik in : Der Ophthalmologe, o.O., 2001, S.194-
198.

Schreyögg,G. , Werder, A. (2004): Handwörterbuch Unternehmensführung und Organisation, 4. Auflage, Stuttgart, 2004, S. 117.

Thielscher,C. (2012): Medizinökonomie: Band 1, der System der medizinischen Versorgung, Wiesbaden, 2012, S. 358-368.

Weigert, J. (2004): Der Weg zum leistungsstarken Qualitätsmanagement- ein praktischer Leitfaden für die ambulante, teil- und vollstationäre Pflege, Hannover, 2004.

Internetquellen

Bundesministerium für Justiz und Verbraucherschutz (2014): § 135 a Verpflichtung zur Qualitätssicherung, URL: http://www.gesetze-im-internet.de/sgb_5/__135a.html, Abruf vom 08.06.2014.

DIN - Zertifizierung (2001): ISO 9001 Qualitätsmanagement, URL: http://www.din-zertifizierung.de/iso-9001, Abruf vom 08.06.2014.

Jomec (2011): Vergleichstabelle KTQ - DIN ISO , URL: http://www.jomec.de/fachinformationen/qualitaetsmanagement/tabelle-zum-vergleich-ktq-mit-din-iso-unterschiede-vorteile-nachteile.html, Abruf vom 06.05.2014.

Jomec (2011): KTQ oder DIN ISO? Ein Vergleich für Ein -und Umsteiger, URL: http://www.jomec.de/fachinformationen/qualitaetsmanagement/ktq-oder-din-iso-ein-vergleich-fuer-ein-und-umsteiger.html, Abruf vom 09.06.2014.

Kasper, N. (2012): Von KTQ zur ISO- es gibt 1000 gute Gründe- die Sie alle genau prüfen sollten, URL: http://blog.zeq.de/nc/blog/blog-post/2012/03/07/von-ktq-zur-iso-es-gibt-1000-gute-gruende-die-sie-alle-genau-pruefen-sollten.html, Abruf vom 30.05.2014.

Knoll, S. (2014): Qualitätsmanagement im Krankenhaus- KTQ oder ISO 9001?, URL: http://www.qz-online.de/qualitaets-management/qmbasics/artikel/qualitaetsmanagement-im-krankenhaus-ktq-iso9001-722333?et_cid=8&et_lid=14, Abruf vom 07.06.2014.

KTQ (2014): Das KTQ-Verfahren, URL: http://www.ktq.de/index.php?id=9, Abruf vom 06.05.2014.

TÜV Süd (2014): ISO 9001: Qualität mit System, URL: http://www.tuev-sued.de/management-systeme/iso-9001, Abruf vom 12.05.2014.

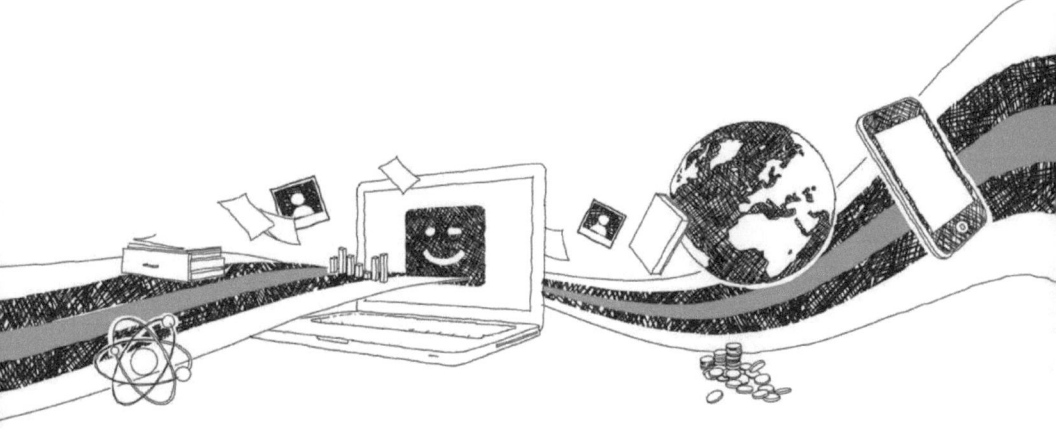
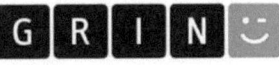